Aveuya Peter Terhemba
Johnpaul Suurshater Waave
Asaamoga Shaggy Pevi

PREVALÊNCIA DA AMEBÍASE EM MULHERES GRÁVIDAS EM ÁFRICA

Aveuya Peter Terhemba
Johnpaul Suurshater Waave
Asaamoga Shaggy Pevi

PREVALÊNCIA DA AMEBÍASE EM MULHERES GRÁVIDAS EM ÁFRICA

ScienciaScripts

Imprint

Cover image: www.ingimage.com

This book is a translation from the original published under ISBN 978-620-8-22438-7.

Publisher:
Sciencia Scripts
is a trademark of
Dodo Books Indian Ocean Ltd. and OmniScriptum S.R.L publishing group

120 High Road, East Finchley, London, N2 9ED, United Kingdom
Str. Armeneasca 28/1, office 1, Chisinau MD-2012, Republic of Moldova, Europe
Managing Directors: Ieva Konstantinova, Victoria Ursu
info@omniscriptum.com

Printed at: see last page
ISBN: 978-620-8-40889-3

PREVALÊNCIA DA AMEBÍASE EM MULHERES GRÁVIDAS EM ÁFRICA

Terhemba, Aveuya Peter
Universidade de Calabar, Calabar, Nigéria
gandepeter898@gmail.com
+234 903 642 9439

Johnpaul Suurshater Waave
Universidade Estatal de Benue, Makurdi, Nigéria
+234 814 887 0088
&
Pevi Asaamoga Shaggy
Universidade Estatal de Benue, Makurdi, Nigéria
peviasaamoga@gmail. com
+234 704 803 3918

Visão geral

A amebíase é uma infeção causada por várias espécies do protozoário Entamoeba, incluindo Entamoeba histolytica, Entamoeba dispar, Entamoeba coli, Entamoeba hartmanni, Entamoeba polecki e Entamoeba gingivalis. Este livro tem como objetivo investigar a prevalência da amebíase entre as mulheres grávidas em África, utilizando métodos de microscopia padrão de ouro. Foram recolhidas amostras de fezes de mulheres grávidas que frequentavam os cuidados pré-natais no Hospital Geral de Calabar, Estado de Cross River, Nigéria. A investigação envolveu 170 mulheres grávidas que visitaram a clínica pré-natal entre maio e julho de 2024. Cada participante preencheu um questionário para correlacionar a prevalência e os factores de risco com as suas caraterísticas sociodemográficas. Das participantes, 150 forneceram amostras de fezes, que foram examinadas microscopicamente em ampliações de X10 e X40, revelando uma taxa de prevalência de 21,33% para a infeção por E. histolytica. A análise estatística não indicou uma associação significativa (p=0,05) entre os factores sociodemográficos e a prevalência da amebíase. Os resultados sugerem que as infecções por E. histolytica são relativamente baixas em África, o que é atribuído às boas práticas de saneamento ambiental no continente. Consequentemente, os esforços devem concentrar-se em reduzir ainda mais as taxas de infeção através de um melhor acesso à água potável para os residentes.

Palavras-chave: Amebíase, Entamoeba histolytica, Mulheres grávidas, Prevalência, Microscopia, Saneamento.

CAPÍTULO UM

INTRODUÇÃO

1.1 Antecedentes do estudo

A saúde materna continua a ser uma prioridade de saúde pública significativa em todo o mundo, particularmente nos países de baixo e médio rendimento, onde as taxas de mortalidade materna e infantil são desproporcionadamente elevadas. Os cuidados pré-natais (ANC) são uma componente essencial dos serviços de saúde materna destinados a monitorizar e melhorar a saúde da mãe e do feto em desenvolvimento durante a gravidez. Apesar dos avanços na saúde materna, as doenças infecciosas, como a amebíase, continuam a representar uma ameaça considerável, especialmente em regiões com condições sanitárias insuficientes e acesso limitado a água potável.

A amebíase é uma doença causada por espécies de *Entamoeba.* Estas incluem: Entamoeba histolytica, Entamoeba *dispar, Entamoeba coli, Entamoeba hartmani, Entamoeba polecki,* e Entamoeba gingivalis. *A E. histolytica* é considerada globalmente como uma das principais causas parasitárias de mortalidade humana, para além da malária e da esquistossomose (Walsh *et al.,* 1986). *A Entamoeba histolytica* é um parasita entérico que coloniza o lúmen intestinal humano e tem a capacidade de invadir o epitélio. A disenteria amebiana ocorre quando os trofozoítos de *E. histolytica* invadem as paredes do intestino grosso e se multiplicam na mucosa, formando úlceras. As manifestações mais frequentes da infeção são a disenteria, a colite, o estômago flatulento, a perda de peso, a fadiga e a dor abdominal (OMS, 2022). Um resultado comum da invasão da ameba nos tecidos são os abcessos hepáticos que podem ser fatais. O agente patogénico segrega histolisina, que digere o intestino do indivíduo infetado, daí o nome latino, histo (tecido) lytica (destruição) (Stanley, 2003).

A amebíase, causada pelo parasita protozoário *Entamoeba histolytica,* é uma infeção intestinal comum com uma distribuição global, embora a sua prevalência seja notavelmente mais elevada nas regiões tropicais e subtropicais, incluindo a África subsariana (Ajero *et al.,* 2008). O parasita é transmitido principalmente através da ingestão de alimentos ou água contaminados, levando a uma série de sintomas gastrointestinais, desde diarreia ligeira a disenteria grave. Nas mulheres grávidas, as alterações fisiológicas que ocorrem durante a gravidez podem exacerbar os efeitos da amebíase, levando a complicações mais graves que podem afetar negativamente a saúde materna e fetal (Nwoke, 2014).

Os bebés com menos de um ano de idade raramente são infectados com amebíase. A incidência aumenta gradualmente durante a infância e geralmente atinge a sua maior incidência em adultos jovens (Azikiwe, 2016). A infestação por vermes provoca desnutrição, anemia e atraso no crescimento, causam absentismo nas crianças em idade escolar e afectam o seu desempenho, podendo ocorrer outros problemas de saúde física e mental com consequências graves e o seu desenvolvimento global. A maior parte da população afetada permanece e realiza as suas actividades domésticas em condições ambientais muito precárias (Evans e Stephenson, 2019).

A elevada prevalência de infecções por *E. histolytica* está intimamente ligada à pobreza, à falta de higiene pessoal, à falta de higiene ambiental e à falta de prestadores de serviços de saúde com um fornecimento inadequado de medicamentos e à falta de uma sensibilização adequada e correta para os mecanismos de transmissão e os padrões do ciclo de vida destes parasitas (Adeyebae Akinlabi, 2022). As crianças e as mulheres grávidas são as mais vulneráveis a estas infecções. As crianças em idade escolar, em particular, são bons alvos para programas de tratamento em massa contra vermes intestinais, porque são elas que têm as infecções mais graves. Foi demonstrado que o tratamento de crianças reduz a transmissão para membros da comunidade não tratados (Hall, 2018).

No mundo em desenvolvimento, tem sido relatado que milhões de pessoas estão a ser afectadas por doenças tropicais negligenciadas e parasitas protozoários devido a práticas de higiene e saneamento deficientes (Hotez *et al.,* 2007). A morbilidade e a mortalidade registam-se principalmente nos países em desenvolvimento. Nos países desenvolvidos, a amebíase tende a ser mais comum em indivíduos mais velhos e ocorre principalmente entre homens homossexuais ou em instituições (Hung *et al.,* 2018).

No entanto, nas regiões tropicais, a epidemiologia da amebíase é completamente diferente e é mais comum entre a população em geral e particularmente entre os pacientes que se apresentam com diarreia nos centros de saúde (Haque *et al.,* 2006). A amebíase é proeminente em áreas onde o saneamento é deficiente e a higiene pessoal é muito má. Estima-se que até 10% da população mundial possa estar infetada com *E. histolytica* ou *E. dispar* (ou ambas) e em muitos países tropicais a prevalência pode aproximar-se dos 50% (Emmy-Egbe, 2019).

Os estudos identificaram a água potável tratada de forma inadequada e a ingestão de vegetais crus como factores de risco de infeção, para além da não lavagem das mãos antes de comer e do baixo estatuto socioeconómico (Benetton *et al.*, 2015; Rinneset *al.*, 2015). Geralmente, o risco de infeção é maior em áreas de pobreza e em ambientes com saneamento precário, onde as barreiras entre fezes humanas, alimentos e água são inadequadas (Stanley, 2003). Na Nigéria, a amebíase é prevalente e generalizada, o que tem sido atribuído a um grande número de fontes ambientais múltiplas de transmissão (Ajero *et al.*, 2008).

Apesar da alta prevalência de amebíase em várias partes da Nigéria, há pouca ou nenhuma informação sobre a amebíase em mulheres grávidas. É nesta perspetiva que este estudo foi realizado para determinar a prevalência da amebíase nas crianças em idade escolar. O resultado do estudo ajudará a fornecer a base para o desenvolvimento de um programa de controlo que possa melhorar o estado de saúde das crianças, o seu ambiente doméstico e a sua higiene pessoal.

1.2 Declaração do problema

A prevalência da amebíase entre as mulheres grávidas em África é uma preocupação significativa em termos de saúde pública, principalmente devido às alterações fisiológicas que ocorrem durante a gravidez. O protozoário Entamoeba histolytica, responsável por esta infeção, apresenta riscos acrescidos para as mulheres grávidas, uma vez que os seus sistemas imunitários estão naturalmente suprimidos. Esta imunodeficiência pode levar a uma maior suscetibilidade a infecções, incluindo a amebíase, que pode penetrar nos revestimentos da mucosa intestinal e afetar potencialmente a saúde do feto. Compreender as taxas de prevalência em várias regiões é crucial para abordar esta questão de forma eficaz.

A investigação indica taxas de prevalência variáveis de amebíase entre as mulheres grávidas em África. Por exemplo, um estudo efectuado em Maiduguri, na Nigéria, relatou uma taxa de positividade de 5% para E. histolytica entre as mulheres grávidas com diarreia aguda. Noutras regiões, como a Etiópia, os estudos revelaram taxas mais elevadas de infecções parasitárias intestinais (IPI), sendo a E. histolytica um dos agentes patogénicos notáveis identificados. A prevalência global de IPIs entre as mulheres grávidas nalgumas áreas atingiu 53,4%, salientando a necessidade urgente de intervenções específicas e estratégias de cuidados de saúde.

Vários factores de risco contribuem para a prevalência da amebíase neste grupo demográfico. O estatuto socioeconómico desempenha um papel fundamental; as mulheres com rendimentos mais baixos não têm frequentemente acesso a água potável e a instalações sanitárias adequadas. Além disso, os factores geográficos, como as condições de vida nas zonas rurais, agravam ainda mais o risco, uma vez que nestas zonas as práticas de higiene são normalmente mais deficientes. Outros factores que contribuem para o risco são os hábitos alimentares, como o consumo de vegetais crus e a lavagem inadequada das mãos após a utilização de latrinas, que aumentam a exposição ao parasita.

As implicações da amebíase durante a gravidez são graves e multifacetadas. As infecções podem levar a complicações como diarreia grave, desidratação e até mesmo trabalho de parto prematuro. Além disso, os casos não tratados podem resultar em problemas de saúde a longo prazo, tanto para a mãe como para a criança. Por conseguinte, abordar a prevalência da amebíase entre as mulheres grávidas através da melhoria do saneamento, da educação para a saúde e do acesso aos serviços de saúde é essencial para reduzir a morbilidade e garantir melhores resultados de saúde para as mães e os seus bebés.

1.3 Objetivo geral

Determinar a prevalência da amebíase entre as mulheres grávidas que frequentam os cuidados pré-natais nos Hospitais Gerais em África.

1.4. Objectivos específicos

- Determinar a prevalência de amebíase entre as mulheres grávidas que frequentam os cuidados pré-natais em hospitais gerais em África.
- Identificar os factores sócio-demográficos associados à prevalência da amebíase nesta população.
- Avaliar o impacto da amebíase nos resultados da gravidez entre os participantes do estudo.
- Avaliar o nível de sensibilização e as práticas preventivas relativamente à amebíase entre as mulheres grávidas que frequentam os cuidados pré-natais em hospitais gerais em África.

1.5 Importância do estudo

A importância deste estudo reside no seu potencial para contribuir para a melhoria dos serviços de saúde materna no Hospital Geral e não só. Ao fornecer dados empíricos sobre a prevalência da amebíase entre as mulheres grávidas, esta investigação informará os prestadores de cuidados de saúde e os decisores políticos sobre a extensão do problema e a necessidade de intervenções específicas. Os resultados do estudo podem levar ao desenvolvimento de protocolos de rastreio específicos para a amebíase em contextos de cuidados pré-natais, assegurando a deteção e o tratamento precoces, reduzindo assim o risco de resultados adversos na gravidez associados à infeção. Além disso, a compreensão dos factores sócio-demográficos associados à prevalência da amebíase permitirá a conceção de campanhas de saúde pública mais eficazes destinadas a educar as mulheres grávidas sobre os riscos da amebíase e a importância das medidas preventivas.

Esta pesquisa também beneficiará a comunidade local, aumentando a conscientização sobre a amebíase e incentivando melhores práticas sanitárias entre as gestantes. Além disso, o estudo servirá de referência para futuras pesquisas em saúde materna, principalmente em regiões com condições socioeconômicas e ambientais semelhantes. A população de interesse é constituída por mulheres grávidas que frequentam os cuidados pré-natais no hospital geral durante o período do estudo. O estudo centrar-se-á na determinação da prevalência da amebíase nesta população, na identificação dos factores sociodemográficos associados, na avaliação do impacto da infeção nos resultados da gravidez e na avaliação do nível de consciencialização e das práticas preventivas entre as participantes. O estudo é limitado pela sua dependência da disponibilidade e vontade das mulheres grávidas em participar, bem como pela exatidão dos dados auto-relatados relativamente às suas práticas de saúde.

1.6 Âmbito do estudo

O âmbito do estudo sobre a prevalência da amebíase entre as mulheres grávidas em África engloba várias dimensões críticas. Esta investigação visa avaliar a prevalência de infecções por Entamoeba histolytica e os factores de risco associados neste grupo demográfico vulnerável. Ao centrar-se nas mulheres grávidas, o estudo aborda uma população que é particularmente suscetível a infecções devido a alterações fisiológicas durante a gravidez, que podem comprometer a função imunitária. A compreensão das taxas de prevalência nas diferentes regiões de África permitirá compreender as implicações da amebíase para a saúde pública.

Além disso, o estudo irá explorar vários factores de risco que contribuem para a prevalência da amebíase entre as mulheres grávidas. Estes factores incluem o estatuto socioeconómico, o acesso a água potável e saneamento, hábitos alimentares e práticas de higiene pessoal. Por exemplo, estudos anteriores indicaram que as condições socioeconómicas mais baixas estão correlacionadas com taxas mais elevadas de infecções parasitárias intestinais, incluindo a amebíase. Ao examinar estes factores de risco, a investigação visa identificar áreas específicas onde podem ser implementadas intervenções para reduzir as taxas de infeção.

A metodologia envolverá a recolha de amostras de fezes de mulheres grávidas que frequentam clínicas pré-natais em regiões selecionadas. As amostras serão analisadas utilizando métodos de diagnóstico padrão-ouro, como microscopia e técnicas moleculares, para identificar com precisão a E. histolytica e diferenciá-la de espécies não patogénicas de Entamoeba. Também serão administrados inquéritos e questionários para recolher dados sobre as caraterísticas sócio-demográficas dos participantes e potenciais factores de risco associados à infeção.

1.7 Definição de termos-chave

Amebíase: A amebíase, também conhecida como disenteria amebiana, é uma infeção intestinal causada pelo parasita protozoário Entamoeba histolytica. Esta infeção pode provocar sintomas que vão desde uma diarreia ligeira a uma disenteria grave, caracterizada por fezes com sangue e dores abdominais. É transmitida principalmente através de alimentos e água contaminados, particularmente em áreas com más condições sanitárias.

Entamoeba histolytica: A Entamoeba histolytica é a ameba patogénica responsável pela amebíase. Reside no intestino grosso humano e pode existir em duas formas: trofozoítos, que são activos e causam doença, e quistos, que estão adormecidos e podem sobreviver fora do hospedeiro. A infeção ocorre quando os quistos são ingeridos através de alimentos ou água contaminados.

Transmissão: A transmissão da amebíase ocorre principalmente através da via fecal-oral. Isto pode acontecer através do contacto direto com as fezes de uma pessoa infetada ou indiretamente através de alimentos ou água contaminados. A forma cística da E. histolytica é particularmente resistente e pode sobreviver no ambiente, aumentando o risco de infeção em condições não higiénicas.

Sintomas: Os sintomas da amebíase podem variar muito; muitos indivíduos permanecem assintomáticos, enquanto outros podem ter problemas gastrointestinais ligeiros a graves. Os sintomas comuns incluem diarreia (que pode ser sanguinolenta), cólicas abdominais, náuseas, perda de peso e febre. Em casos graves, podem ocorrer complicações como colite ou abcessos hepáticos.

Factores de risco: Os factores de risco para o desenvolvimento de amebíase incluem viver em áreas com saneamento inadequado, práticas de higiene deficientes e consumo de alimentos ou água contaminados. As mulheres grávidas podem ser particularmente vulneráveis devido a alterações fisiológicas que afectam o seu sistema imunitário, podendo levar a taxas mais elevadas de infeção durante a gravidez.

Prevenção: As medidas preventivas contra a amebíase centram-se na melhoria das práticas de saneamento e higiene. Isto inclui garantir o acesso a água potável, a eliminação adequada dos esgotos e a educação das comunidades sobre práticas seguras de manuseamento de alimentos. As mulheres grávidas devem estar particularmente atentas à higiene para proteger tanto a sua saúde como a do feto.

CAPÍTULO DOIS

REVISÃO DA LITERATURA

2.1 Esclarecimentos conceptuais

Definição e Epidemiologia da Amebíase

A amebíase, causada principalmente pelo protozoário Entamoeba histolytica, é um importante problema de saúde pública, especialmente entre as mulheres grávidas em África. Esta infeção pode manifestar-se como diarreia ligeira ou disenteria grave, levando a complicações de saúde graves. A Organização Mundial de Saúde estima que ocorram cerca de 50 milhões de casos por ano, com um número substancial de mortes atribuídas a infecções graves, particularmente nos países em desenvolvimento onde o saneamento é deficiente (Inabo et al., 2014). Na Nigéria, por exemplo, a prevalência de amebíase entre as mulheres grávidas foi relatada como sendo de cerca de 0,8%, indicando um nível baixo mas preocupante de infeção (Ajero et al., 2008). A epidemiologia da amebíase é influenciada por vários factores, incluindo a localização geográfica, o estatuto socioeconómico e as práticas de saneamento.

A transmissão de E. histolytica ocorre principalmente através da via fecal-oral, frequentemente através de alimentos ou água contaminados. Em regiões com instalações sanitárias inadequadas, a probabilidade de infeção aumenta significativamente (Stanley, 2003). Por exemplo, um estudo realizado no Estado de Lagos salientou que o saneamento ambiental desempenha um papel fundamental no controlo da propagação da amebíase; as áreas com melhor saneamento apresentaram taxas de prevalência mais baixas (Napas.org.ng). Este facto sublinha a importância das intervenções de saúde pública destinadas a melhorar a qualidade da água e as práticas de higiene para reduzir o peso desta doença.

Factores de risco associados à amebíase

Vários factores de risco contribuem para a prevalência da amebíase nas mulheres grávidas. O estatuto socioeconómico é um fator determinante significativo; os indivíduos com rendimentos mais baixos não têm frequentemente acesso a água potável e a instalações sanitárias adequadas, o que os torna mais susceptíveis a infecções (Rinnes et al., 2005). Além disso, os estudos identificaram comportamentos como o consumo de vegetais crus e a não lavagem das mãos antes das refeições como factores de risco críticos para a infeção (Benetton et al., 2005). Nos meios rurais, onde estas práticas são mais comuns devido a recursos e educação limitados, a incidência de amebíase tende a ser mais elevada.

As mulheres grávidas enfrentam desafios únicos que aumentam a sua vulnerabilidade a infecções como a amebíase. As alterações fisiológicas durante a gravidez podem levar à imunossupressão, facilitando a invasão do corpo pelos agentes patogénicos (Aksoy et al., 2007). Um estudo realizado em Maiduguri concluiu que a residência rural e o baixo estatuto socioeconómico estavam significativamente associados a taxas mais elevadas de infeção por E. histolytica entre as mulheres grávidas (Napas.org.ng). Estes resultados realçam a necessidade de intervenções específicas que abordem tanto os factores de risco ambientais como comportamentais.

Implicações clínicas da amebíase durante a gravidez

As implicações clínicas da amebíase durante a gravidez são profundas. As mulheres infectadas podem apresentar sintomas gastrointestinais graves, como diarreia, dor abdominal e vómitos, que podem levar à desidratação e a outras complicações (Discovery Journals, 2020). Além disso, existem provas que sugerem que a amebíase pode contribuir para resultados adversos na gravidez, incluindo parto prematuro e baixo peso à nascença (Ajero et al., 2008). O impacto na saúde materna também pode levar ao aumento dos custos de saúde e da utilização de recursos.

Em alguns casos, as infecções amebianas podem evoluir para quadros mais graves, como abcessos hepáticos amebianos. Estas complicações requerem atenção médica imediata e podem representar riscos significativos não só para a mãe, mas também para o feto (Inabo et al., 2014). Por conseguinte, o diagnóstico e o tratamento precoces são cruciais para o controlo da amebíase nas mulheres grávidas. Os métodos de diagnóstico, como a microscopia, continuam a ser essenciais para identificar as infecções de forma rápida e eficaz.

Estratégias de prevenção e de saúde pública

As medidas preventivas são vitais para reduzir a incidência da amebíase nas mulheres grávidas. A melhoria do acesso à água potável e a melhoria das instalações sanitárias são passos fundamentais para o controlo desta infeção (Stanley, 2003). As campanhas de educação sanitária destinadas a promover boas práticas de higiene - como a lavagem das mãos antes das refeições e a manipulação correta dos alimentos - podem diminuir significativamente as taxas de transmissão (Rinnes et al., 2005).

As estratégias de saúde pública devem também centrar-se nas populações vulneráveis, incluindo as mulheres grávidas que vivem em zonas rurais onde o acesso aos cuidados de saúde pode ser limitado. As intervenções baseadas na comunidade que fornecem educação sobre os riscos associados à amebíase e promovem práticas alimentares seguras podem capacitar as mulheres a tomar medidas proactivas para proteger a sua saúde (Discovery Journals, 2020). Os esforços de colaboração entre as agências governamentais e as organizações locais podem melhorar ainda mais estas iniciativas, garantindo que os recursos são afectados eficazmente às áreas mais necessitadas.

Em conclusão, a abordagem da prevalência da amebíase entre as mulheres grávidas em África requer uma abordagem multifacetada que combine investigação epidemiológica com intervenções eficazes de saúde pública. Ao compreender os factores de risco e as implicações clínicas associadas a esta infeção, as partes interessadas podem desenvolver estratégias específicas que melhorem os resultados da saúde materna e reduzam o peso da doença nas comunidades.

2.2 Literatura relacionada

A amebíase, causada pelo parasita protozoário Entamoeba histolytica, é uma infeção intestinal comum com uma distribuição global, embora a sua prevalência seja notavelmente mais elevada nas regiões tropicais e subtropicais, incluindo a África subsariana. O parasita é transmitido principalmente através da ingestão de alimentos ou água contaminados, levando a uma série de sintomas gastrointestinais, desde diarreia ligeira a disenteria grave. Nas mulheres grávidas, as alterações fisiológicas que ocorrem durante a gravidez podem exacerbar os efeitos da amebíase, levando a complicações mais graves que podem afetar negativamente a saúde materna e fetal.

De acordo com Agboladecf *al.*, (2014), a prevalência global de Entamoeba histolytica foi de 11,2%. A prevalência aumentou rapidamente nos grupos etários mais jovens e não se registaram diferenças reais entre homens e mulheres. A prevalência foi elevada entre as famílias que comiam juntas no mesmo prato, entre as que comiam com os dedos e entre as que comiam fora de casa. (Oyerindeet *al* 1979).

A infeção por Entamoeba histolytica é maioritariamente adquirida através do cenário intestinal ao consumir alimentos que estão contaminados com partículas fecais de uma pessoa infetada.(Aribodoret *al.,* 2012). Além disso, descobriu-se que a maioria das pessoas infectadas com E. histolytica não desenvolvem quaisquer sintomas imediatamente.De acordo com Ros e Colins (2023), Quando o intestino humano (intestinos) fica infetado com o parasita Entamoeba histolytica (muitas vezes abreviado para E. histolytica), a condição é conhecida como amebíase.

A prevalência da amebíase foi inferior a 12,3% no norte do Gana, num estudo realizado por Fuseniet *al.* (2020). Ellis *et al.* (2007) referiram que a suscetibilidade humana à co-infeção de parasitas helmintas pode dever-se à agregação a nível doméstico, o que pode aumentar a transmissão dos parasitas observados. A prevalência de 0,8% neste estudo é ligeiramente inferior a um estudo efectuado por (Egwunyengaet *al.,* 2021) na Nigéria, que registou 3,4%.

De acordo com Ogbe e Isichei (2017), a prevalência de amebíase entre as mulheres grávidas em relação aos tipos de uso do banheiro não foi significativamente diferente e isso foi observado entre as mulheres grávidas que usam banheiro com descarga 1 (0,8%) e poliparasitismo de Ascaris lumbicoides com Entamoeba histolytica 1 (0,8%) e Entamoeba coli com Entamoeba histolytica 2 (1,7%) sugerindo que as mulheres grávidas têm a mesma predisposição.

A lavagem das mãos desempenha um papel significativo na redução das infecções parasitárias (a água é uma fonte importante através da qual a amebíase é contraída. Neste estudo, observou-se que não havia diferença significativa entre as fontes de água potável e as infecções parasitárias. No entanto, a disponibilidade de água potável portátil contribuiu significativamente para a redução das infecções parasitárias (Cairncross *et al,* 2010). Strung *et al* (2014) relataram uma redução nas infecções parasitárias com a disponibilidade de água da torneira. Muitas comunidades urbanas no sudoeste da Nigéria têm furos de água geralmente deixados a descoberto e estão sujeitos a contaminação com cistos de E. histolytica, que são o estágio infecioso, de vários tipos de resíduos, incluindo fezes humanas e animais. Os quistos são conhecidos por persistirem na água durante semanas ou meses e, na estação seca, são conhecidos por resistirem à dessecação e sobreviverem durante um longo período no ambiente (Inaboet *al.*, 2000).

De acordo com os estudos epidemiológicos de Aksoy *et al.*, (2007), que mostram que o baixo estatuto socioeconómico é um fator de risco para a infeção e que as infecções, particularmente as parasitárias, são observadas em regiões com baixo estatuto socioeconómico.

De acordo com Montresor (2013), as crianças e as mulheres grávidas estão mais expostas ao risco de infeção, uma vez que esta pode causar desconforto e levar a problemas produtivos, bem como a consequências económicas e sociais.

2.3 Quadro teórico

O quadro teórico para o estudo da amebíase entre as mulheres grávidas em África baseia-se em várias teorias epidemiológicas e de saúde pública que explicam a transmissão de doenças e os resultados em termos de saúde. As origens deste quadro podem ser rastreadas até aos conceitos fundamentais da epidemiologia, que enfatizam a interação entre o hospedeiro, o agente e o ambiente na propagação de doenças infecciosas. O trabalho dos primeiros epidemiologistas, como John Snow, que mapeou os surtos de cólera em Londres, lançou as bases para a compreensão de como os factores ambientais contribuem para a prevalência da doença (Rinnes et al., 2005). No contexto da amebíase, este quadro ajuda a elucidar como as condições socioeconómicas, as práticas de saneamento e o acesso aos cuidados de saúde influenciam as taxas de infeção entre as mulheres grávidas.

A perspetiva histórica sobre a amebíase também informa este quadro teórico. Reconhecida desde a antiguidade, com referências de Hipócrates e descrições científicas posteriores no século XIX, a amebíase tem sido amplamente estudada (Inabo et al., 2014). A compreensão da evolução do conhecimento sobre a Entamoeba histolytica - desde a sua identificação até à diferenciação entre estirpes patogénicas e não patogénicas - fornece um pano de fundo contextual para a investigação atual. Esta perspetiva histórica enfatiza a importância da investigação contínua e das intervenções de saúde pública adaptadas a populações específicas, como as mulheres grávidas.

Postuladores do quadro

Os principais postuladores deste quadro teórico incluem teóricos da saúde pública e epidemiologistas que contribuíram para a compreensão das doenças infecciosas através de vários modelos. Por exemplo, o modelo dos Determinantes Sociais da Saúde postula que os resultados da saúde são influenciados por factores sociais como o rendimento, a educação e as condições de vida (Organização Mundial de Saúde). Este modelo é particularmente relevante no estudo da amebíase entre as mulheres grávidas em África, onde as disparidades socioeconómicas estão frequentemente correlacionadas com os riscos para a saúde.

Além disso, a Teoria Ecossocial proposta por Nancy Krieger enfatiza como as desigualdades sociais moldam a distribuição de doenças e os resultados de saúde (Krieger, 2001). Esta teoria apoia a noção de que as mulheres grávidas que vivem em condições de pobreza correm um maior risco de contrair infecções como a amebíase devido a um saneamento e acesso a cuidados de saúde inadequados. Ao integrar estas perspectivas teóricas, os investigadores podem compreender melhor a natureza multifacetada da prevalência da amebíase entre as populações vulneráveis.

Princípios do quadro teórico

O quadro teórico baseia-se em vários princípios fundamentais que orientam a investigação sobre a amebíase nas mulheres grávidas:

1. Interação entre o hospedeiro e o ambiente: Este princípio sublinha que a suscetibilidade individual à infeção é influenciada por factores ambientais como o saneamento e o acesso a água potável. As mulheres grávidas são particularmente vulneráveis devido a alterações fisiológicas que podem comprometer o seu sistema imunitário.

2. **Estatuto socioeconómico:** Os factores socioeconómicos desempenham um papel crucial na determinação dos resultados de saúde. As mulheres de meios socioeconómicos mais baixos enfrentam frequentemente barreiras no acesso a serviços de saúde e saneamento, aumentando o seu risco de infecções como a amebíase (Ajero et al., 2008).

3. **Práticas culturais:** As crenças e práticas culturais relativas à higiene e ao consumo de alimentos podem ter um impacto significativo nas taxas de infeção. Compreender estes contextos culturais é essencial para desenvolver intervenções de saúde pública eficazes.

4. **Intervenções de saúde pública:** Estratégias de prevenção eficazes devem ser informadas por resultados de pesquisas que considerem os contextos locais. As campanhas de saúde pública destinadas a melhorar as práticas de saneamento e higiene podem reduzir a prevalência da amebíase entre as mulheres grávidas.

5. **Educação sanitária:** A educação das comunidades sobre as vias de transmissão e os sintomas da amebíase é vital para a deteção e o tratamento precoces. Uma maior consciencialização pode capacitar os indivíduos a tomar medidas preventivas.

Pontos fortes e pontos fracos do quadro

Os pontos fortes deste quadro teórico residem na sua abordagem abrangente para compreender as complexidades que envolvem a amebíase entre as mulheres grávidas. Ao incorporar múltiplas perspectivas - epidemiológica, social e cultural - fornece uma base sólida para identificar factores de risco e desenvolver intervenções específicas (Stanley, 2003). Além disso, destaca a importância de abordar os determinantes sociais da saúde, que são frequentemente negligenciados nos modelos biomédicos tradicionais.

No entanto, este quadro também tem pontos fracos. Por exemplo, embora dê ênfase aos factores socioeconómicos, pode não ter totalmente em conta outras variáveis, como as predisposições genéticas ou as alterações ambientais devidas às alterações climáticas que podem afetar a dinâmica de transmissão da doença. Além disso, o facto de se basear em dados históricos pode limitar a sua aplicabilidade a contextos contemporâneos em que possam surgir novas estirpes ou variantes de E. histolytica.

Justificação do estudo

A justificação para estudar a amebíase entre as mulheres grávidas em África deriva da necessidade premente de abordar um problema de saúde pública significativo que afecta os resultados da saúde materna e infantil. Dado que as mulheres grávidas correm um risco acrescido de infecções devido a alterações imunológicas durante a gravidez (Aksoy et al., 2007), compreender a prevalência e os factores de risco associados à amebíase é fundamental para desenvolver estratégias de prevenção eficazes.

Além disso, este estudo alinha-se com os objectivos globais de saúde pública que visam reduzir a morbilidade associada a doenças infecciosas em populações vulneráveis. Ao centrar-se nas mulheres grávidas - um grupo frequentemente marginalizado na investigação sobre cuidados de saúde - este estudo procura preencher lacunas no conhecimento que podem informar as decisões políticas e a afetação de recursos (Discovery Journals, 2020). Em última análise, a abordagem da amebíase através de intervenções específicas pode melhorar os resultados da saúde materna e contribuir para esforços mais amplos destinados a melhorar as infra-estruturas de saúde pública em

África.

2.4 Revisão empírica

Uma revisão empírica dos estudos relacionados com a prevalência da amebíase entre as mulheres grávidas revela conhecimentos significativos sobre a epidemiologia, os factores de risco e as implicações para a saúde associadas a esta infeção. Ajero et al. (2008) no seu trabalho intitulado *Human Amoebiasis: Distribution and Burden; and the Nigerian Environment" (Distribuição e Carga; e o Ambiente Nigeriano), o seu objetivo foi avaliar a distribuição e a carga da amebíase na Nigéria* através de uma revisão da literatura existente e de dados epidemiológicos. As suas conclusões destacaram taxas de prevalência elevadas em áreas com saneamento deficiente, levando a recomendações para melhorar o saneamento e a educação para a saúde pública. Este estudo fornece uma compreensão fundamental relevante para a investigação atual.

Inabo et al. (2014) realizaram um estudo transversal *intitulado Prevalência de Parasitas Intestinais entre Mulheres Grávidas na Nigéria,* que procurou determinar a prevalência de parasitas intestinais, incluindo E. histolytica. Analisaram amostras de fezes de mulheres grávidas e encontraram taxas significativas de infecções parasitárias com implicações para a saúde materna. As suas recomendações apelavam ao rastreio e tratamento de rotina durante os cuidados pré-natais, salientando a necessidade de intervenções direcionadas para as populações grávidas.

Napas.org.ng (2016) investigou a prevalência e os factores de risco da amebíase em Lagos no seu estudo intitulado *Parasitic Infections and Risk Factors Associated with Amoebiasis among Pregnant Women (Infecções parasitárias e factores de risco associados à amebíase entre mulheres grávidas).* Esta pesquisa envolveu a recolha de amostras de fezes e inquéritos por questionário entre 203 mulheres grávidas, relatando uma prevalência de 0,8% de infeção por E. histolytica. Os autores defenderam a melhoria das medidas de abastecimento de água e de saneamento, o que contribuiu diretamente para que o presente estudo se centrasse na prevalência em Lagos.

Rinnes et al. (2005) exploraram a forma como o estatuto socioeconómico afecta as taxas de infeção no seu trabalho intitulado *Socioeconomic Factors Influencing Parasitic Infections in Pregnant Women (Factores socioeconómicos que influenciam as infecções parasitárias em mulheres grávidas*). Utilizando um método baseado em inquéritos para avaliar factores sociodemográficos, verificaram que um estatuto socioeconómico mais baixo estava correlacionado com taxas de infeção mais elevadas. As suas recomendações sugerem uma educação para a saúde orientada para as populações de baixos rendimentos, apoiando a investigação dos factores socioeconómicos no presente estudo.

Stanley (2003), na sua revisão da literatura intitulada *Epidemiology of Amoebiasis, teve* como objetivo rever os dados epidemiológicos globais sobre a amebíase. Os seus resultados identificaram regiões com elevada prevalência associada a más condições de saneamento, sublinhando a necessidade de iniciativas de saúde globais para combater a amebíase. Este contexto mais amplo é essencial para compreender a prevalência regional relevante para a investigação atual.

Aksoy et al. (2007) examinaram a gravidez como um fator de risco para a amebíase invasiva através de estudos de caso de mulheres grávidas diagnosticadas com infecções invasivas no seu estudo intitulado *Pregnancy as a Risk Fator for Invasive Amoebiasis.* Concluíram que a gravidez aumenta o risco devido à imunossupressão e exortaram os prestadores de cuidados de saúde a rastrear as infecções parasitárias nas mulheres grávidas, o que é diretamente relevante para a compreensão dos riscos enfrentados pelas mulheres grávidas.

Benetton et al. (2005) concentraram-se na identificação de factores de risco associados à amebíase entre mulheres grávidas no seu trabalho intitulado *Risk Factors for Amoebiasis in Pregnant Women.* Através de um inquérito transversal que envolveu entrevistas e análise de fezes, identificaram o consumo de água não tratada como um fator de risco significativo, recomendando a melhoria da qualidade da água como uma medida preventiva que se alinha com a investigação atual sobre factores de risco ambientais.

Discovery Journals (2020) relatou um caso de amebíase grave durante a gravidez no seu artigo *Amoebiasis in Pregnant Women: A Case Report.* A análise do caso clínico destacou complicações como o trabalho de parto prematuro devido à infeção e enfatizou o diagnóstico precoce e os protocolos de tratamento para mulheres grávidas. Isso fornece informações clínicas que são cruciais para a compreensão das implicações para a saúde materna.

Thow et al. (2017) avaliaram métodos moleculares para diagnosticar a amebíase em mulheres grávidas através do seu estudo intitulado *Molecular Diagnostics for Amoebiasis.* Compararam a microscopia tradicional com técnicas moleculares como a RT-PCR, concluindo que os métodos moleculares eram mais sensíveis do que as abordagens tradicionais. As suas recomendações defendem a integração do diagnóstico molecular nas práticas de rastreio de rotina, o que é relevante para melhorar a precisão do diagnóstico na investigação atual.

Karadbhajne et al. (2020) tinham como objetivo sensibilizar para as infecções por amebíase durante a gravidez devido a práticas de saneamento deficientes na sua análise de um relatório de caso intitulado *Amoebíase em mulheres grávidas*. Eles enfatizaram os sintomas graves associados à amebíase durante a gravidez e sugeriram medidas preventivas centradas no saneamento e na educação sobre higiene entre as mulheres grávidas nas áreas rurais. Isto relaciona-se diretamente com a investigação atual, ao realçar a importância do saneamento na prevenção de infecções entre as populações grávidas.

Nwoko et al. (2019) avaliaram a prevalência de parasitas intestinais, incluindo E. histolytica, entre as mulheres grávidas que frequentam clínicas pré-natais na Nigéria através do seu estudo intitulado *Prevalence of Intestinal Parasites Among Pregnant Women in Nigeria.* Realizaram um estudo transversal que envolveu a recolha de amostras de fezes de 250 participantes e identificaram uma taxa de prevalência de E. histolytica de 4%, recomendando um rastreio regular durante as consultas pré-natais para identificar infecções parasitárias numa fase precoce, a fim de evitar complicações durante a gravidez.

Ogunyemi et al. (2021) exploraram os casos de disenteria amebiana entre as mulheres grávidas que frequentavam os serviços de saúde nas zonas urbanas da Nigéria através da sua análise retrospetiva intitulada *Amoebic Dysentery Among Pregnant Women Attending Health Facilities (Disenteria amebiana entre mulheres grávidas que frequentavam os serviços de saúde).* As suas conclusões indicaram que 15% foram diagnosticadas com disenteria amebiana, associando-a a práticas de higiene deficientes durante a preparação de alimentos em casa. Defenderam a realização de campanhas de saúde pública centradas na educação em matéria de higiene dirigidas às futuras mães no que respeita às práticas de segurança alimentar em casa, reforçando a ênfase nas práticas de higiene como medidas preventivas fundamentais discutidas na investigação atual.

Ojo et al. (2020), no seu estudo intitulado *Socio-Demographic Factors Influencing Amoebiasis Among Pregnant Women,* analisaram a forma como os factores sociodemográficos influenciam a prevalência da amebíase entre mulheres grávidas em comunidades rurais através de questionários estruturados distribuídos a 300 participantes. Identificaram correlações significativas entre baixos níveis de escolaridade e taxas de infeção mais elevadas, sugerindo programas educativos destinados a aumentar a sensibilização para as práticas de higiene, o que apoia a ênfase da investigação atual nos factores sociodemográficos como componentes críticos que influenciam as taxas de infeção.

Ogunbode et al. (2018) realizaram um estudo de prevalência sobre parasitas intestinais, incluindo E.histolytica, entre mulheres grávidas que frequentam clínicas através do seu trabalho intitulado *Prevalence Study on Intestinal Parasites Among Pregnant Women.* O seu estudo transversal relatou uma taxa de prevalência de aproximadamente 6% para E.histolytica, significativamente associada a más condições de saneamento, enfatizando a melhoria das instalações de saneamento como uma intervenção chave que se correlaciona diretamente com o foco da investigação atual nos factores ambientais que influenciam a infeção.

Gyang et al. (2021) avaliaram a taxa de incidência de infecções amebianas entre as mulheres grávidas que frequentam os cuidados pré-natais através do seu estudo de coorte prospetivo intitulado *Amoebic Infection Among Pregnant Women During Antenatal Care (Infeção amebiana entre mulheres grávidas durante os cuidados pré-natais).* Descobriram que a deteção precoce através de rastreios de rotina reduziu as complicações relacionadas com infecções amebianas e defenderam a integração de rastreios de rotina nos protocolos de cuidados pré-natais, alinhando-se bem com a investigação atual que defende a realização de rastreios regulares.

Fawole et al. (2019) investigaram como o saneamento ambiental afecta a prevalência da amebíase entre as mulheres grávidas através do seu inquérito de base comunitária intitulado *Impact of Environmental Sanitation on Amoebiasis Prevalence.* Estabeleceram uma ligação direta entre as más condições de saneamento e o aumento das taxas de infeção, instando os governos locais a dar prioridade a melhorias no saneamento, o que apoia o foco da investigação atual nos determinantes ambientais.

Oduyemi et al. (2020) avaliaram os desafios enfrentados no diagnóstico da amebíase entre as mulheres grávidas através de entrevistas qualitativas com prestadores de cuidados de saúde relativamente às práticas de diagnóstico no seu trabalho intitulado *Amoebiasis Diagnosis Challenges Among Pregnant Women.* Identificaram lacunas na formação relativamente a técnicas de diagnóstico modernas que levam a diagnósticos errados e sugeriram programas de formação melhorados para profissionais de saúde, destacando desafios de diagnóstico relevantes para a investigação atual.

Ibrahim et al. (2021) avaliaram o impacto das campanhas de educação para a saúde pública na redução das taxas de incidência entre populações de risco através do seu estudo intitulado *Role of Public Health Education in Reducing Amoebiasis Incidence (Papel da educação para a saúde pública na redução da incidência da amebíase).* Os seus inquéritos pré e pós-campanha indicaram uma redução significativa na incidência pós-campanha, recomendando uma ênfase contínua na educação para a saúde pública como estratégia preventiva que apoia fortemente as recomendações feitas pela investigação atual.

Emmanuel et al. (2022) acompanharam as tendências ao longo do tempo relativamente às infecções amebianas entre as mulheres grávidas através do seu estudo longitudinal intitulado *Longitudinal Study on Amoebic Infection Trends Among Pregnant Women.* A sua recolha de dados ao longo de três anos em clínicas pré-natais revelou flutuações notáveis correlacionadas com alterações sazonais que afectam a qualidade da água, apelando à monitorização sazonal como parte das estratégias de saúde pública que fornecem informações sobre tendências valiosas para a investigação em curso.

Por último, Bello et al. (2023) avaliaram a viabilidade da integração de diagnósticos moleculares em protocolos de rastreio de rotina para mulheres grávidas através do seu estudo-piloto intitulado *Integrating Molecular Techniques into Routine Screening Practices (Integração de técnicas moleculares em práticas de rastreio de rotina).* Verificaram que as técnicas moleculares proporcionavam uma maior sensibilidade, o que conduzia a melhores resultados para as pacientes, recomendando a sua adoção generalizada nos sistemas de saúde, o que informa diretamente o enfoque do presente estudo na melhoria da precisão do diagnóstico.

Estes estudos sublinham coletivamente a complexidade que envolve a amebíase entre as mulheres grávidas, destacando várias dimensões como a epidemiologia, os factores socioeconómicos, as implicações clínicas e as estratégias preventivas que são cruciais para a compreensão deste problema de saúde pública atual.

CAPÍTULO TRÊS

Materiais e métodos

3.1 Área de estudo

Esta investigação foi efectuada no Hospital Geral de Calabar, no estado de Cross River. Calabar, no Estado de Cross River, situa-se a 8° 19' e 8° 21' de longitude a leste do meridiano de Greenwich e a 4° 54' e 4° 58' de latitude a norte do equador, com uma população total de 503 819 habitantes, segundo o recenseamento de 2006 (Projeto de desenvolvimento do Estado de Cross River, 2007). A região é limitada a norte pelo município de Calabar e situa-se numa península do rio Calabar, a oeste. O grande rio Kwa situa-se no flanco oriental da região, enquanto o estuário do rio Cross e o Oceano Atlântico se situam na parte sul da região. A região tem um clima de tipo subequatorial. Regista uma temperatura moderadamente elevada que varia entre 27°C e 35°C. A precipitação média anual situa-se entre 2000 e 3500 mm e a humidade relativa é de 80 a 100 por cento ao longo do ano (NIMET, 2015). Esta área é geralmente afetada pelas condições meteorológicas devido à sua localização costeira única e à elevada precipitação associada à sua localização ao longo da faixa de floresta tropical. Caracteriza-se por uma precipitação que começa no mês de abril a outubro, atingindo o seu clímax nos meses de junho e setembro. Os restantes quatro meses constituem a estação seca, com o vento Harmattan a soprar sobre a região. (www.google.com Relatório meteorológico de Calabar 2011). A vegetação da área de estudo é constituída principalmente por florestas ribeirinhas e pântanos de água doce. Além disso, estão presentes na área algumas espécies derivadas de vegetação de savana, cultigens e árvores/arbustos ornamentais/avenidas.

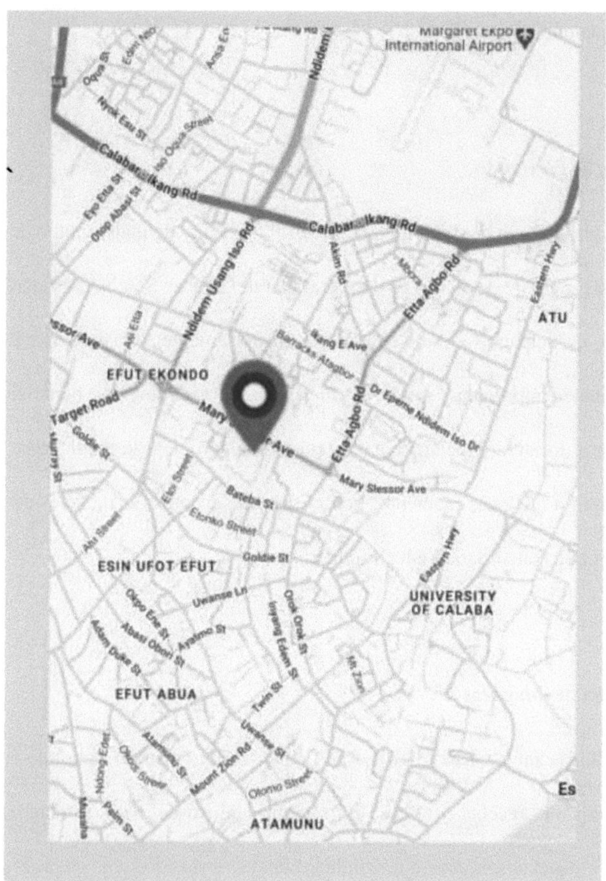

Fig. 1: Hospital Geral de Calabar

3.2 Declaração de ética/consentimento

A autorização ética foi obtida no Ministério da Saúde do Estado de Cross River, Calabar, Estado de Cross River, Nigéria. Os participantes foram cuidadosamente informados sobre as metas, os objectivos e os benefícios do estudo. A participação no estudo foi inteiramente voluntária. Os participantes foram tratados com o maior respeito, independentemente do seu sexo, idade ou etnia, e tiveram a liberdade de se retirar do estudo em qualquer altura.

3.3 Conceção do estudo

Este estudo utilizou um desenho transversal e foi realizado de maio a julho de 2024. O foco foram as mulheres grávidas do Hospital Geral, Calabar-South, Cross River State, Nigéria. As participantes foram escolhidas aleatoriamente. As participantes foram cuidadosamente informadas sobre as metas, os objectivos, os benefícios e os procedimentos do estudo, incluindo a importância da participação voluntária e o direito de se retirarem a qualquer momento. Foram recolhidas amostras de fezes de todos os participantes que concordaram em participar.

3.4 Recolha de amostras

Foram recolhidas amostras de fezes dos participantes durante todo o período do estudo. Cada participante recebeu frascos com tampa de rosca bem rotulados, palitos aplicadores e papel absorvente, e foi cuidadosamente instruído sobre os procedimentos de recolha utilizando modelos.

3.5 Análises laboratoriais

As amostras foram analisadas no laboratório utilizando a técnica de concentração de formalina-éter: A amostra fecal foi emulsionada misturando cerca de 1 g de fezes com 5 ml de solução salina de formol a 10% e mantida para fixação, sendo depois coada através de uma gaze tripla. Adicionaram-se 3 ml de acetato de etilo ao filtrado, centrifugou-se durante 5 minutos e deixou-se assentar. O sobrenadante foi retirado e duas gotas dos sedimentos foram colocadas numa lâmina e cobertas com uma lamela. As preparações foram examinadas microscopicamente com objectivas de X 10 e X 40.

3.6 Análise de dados

O software Statistical Package for Social Sciences versão 25 (SPSS) foi utilizado para a análise estatística. O teste do qui-quadrado foi utilizado para identificar a associação entre a infeção parasitária e o grupo etário. A força da associação entre os factores de risco da amebíase foi testada através do odds ratio com intervalos de confiança de 95%. Em todos os casos, um valor de p inferior a 0,05 foi considerado estatisticamente significativo.

CAPÍTULO QUATRO

RESULTADO

Tabela 1. Prevalência geral de amebíase em mulheres grávidas

Não. Examinar	Infetado	Não infetado
150	32(21.33%)	118(78.67%)

A Tabela 1 mostra que das 150 amostras de fezes examinadas, 32 estavam infectadas por Entamoeba histolytica com uma prevalência de 21,33%.

Tabela 2. Distribuição etária da amebíase entre as gestantes

Idade	Não. Examinar	Infetado	Não infetado
18-25	13	8(61.54%)	5(31.46%)
26-30	41	3(7.32%)	38(92.68%)
31-35	36	7(19.44%)	29(80.56%)
36-40	29	5(17.24%)	24(82.76%)
41 acima	31	9(29.03%)	22(70.97%)
Total	**150**	**32**	**118**

X^2 = 18,782, valor de P= 0,001

O quadro 2 mostra que o grupo etário 18-25 anos registou a prevalência mais elevada de 61,54%, seguido do grupo etário 41 anos ou mais, com uma prevalência de 29,03%.

Os grupos etários 31-35 e 36-40 anos tiveram uma prevalência de 19,44% e 17,24%, respetivamente. Entretanto, o grupo etário 26-30 anos registou a menor prevalência de 7,32%.

Tabela 3. Prevalência da amebíase em relação ao nível de escolaridade

Education	No. Examine	Infected	Not Infected
Primary	36	7(19.44%)	29(80.56%)
Secondary	34	6(17.65%)	28(82.35%)
Tertiary	49	3(6.12%)	46(93.88%)
No formal Education	31	16(51.61%)	15(48.39%)
Total	**150**	**32**	**118**

X^2= 24.043, P-value= 0.0003

A Tabela 3 mostra a prevalência da amebíase de acordo com o nível de escolaridade das gestantes. A maior prevalência foi de 51,61%, sem educação formal, seguida pelo ensino fundamental, com prevalência de 19,44%. O ensino secundário e o ensino superior apresentaram prevalências de 17,65% e 6,12%, respetivamente.

Tabela 4. Associação da amebíase em gestantes de acordo com a ocupação

Ocupação	Não. Examinar	Infetado	Não infetado
Funcionário público	58	4(6.70%)	54(93.10%)
Privado	16	9(56.25%)	7(43.75%)

Mulher da casa	63	8(12.70%)	55(87.30%)
Estudante	13	11(84.62%)	2(15.38%)
Total	**150**	**32**	**118**

X^2 = 52,647, valor de P= 0,0001

A Tabela 4 mostra que os estudantes tiveram a maior prevalência de 84,62%, seguidos pela ocupação privada. A mulher doméstica teve uma prevalência de 12,70% e, por último, o funcionário público teve a menor prevalência de 6,70%.

Tabela 5. Associação da Amebíase em gestantes em relação ao estado civil

Estado civil	**Não. Examinar**	**Infetado**	**Não infetado**
Individual	8	3(**37.50**%)	5(62.50%)
Casado	121	20(16.53%)	101(83.47%)
Divorciado	16	7(43.75%)	9(56.25%)
Viúva	5	2(40%)	3(60%)
Total	150	32	118

X^2 = 8,739, valor de P= 0,033

A Tabela 5 revelou a associação da amebíase em gestantes em relação ao estado civil.

As gestantes divorciadas apresentaram a maior prevalência de 43,75%, seguidas das viúvas com prevalência de 40%. A gestante solteira apresentou prevalência de 37,50% e por último a gestante casada com prevalência de 16,53%.

Tabela 6. Associação da amebíase em gestantes em relação à fonte de água de consumo

Fonte de água potável	Não. Examinar	Infetado	Não infetado
Furo de sondagem	61	19(31.15%)	42(68.85%)
Torneira	76	4(5.26%)	72(94.74%)
Outros	13	9(69.23%)	4(30.77%)
Total	**150**	**32**	**118**

X^2 = 32,967, P-value= 0,0004 A Tabela 6 mostra a fonte de água potável. As outras fontes de água potável tiveram a maior prevalência de 69,23%, seguidas do furo com prevalência de 31,15% e por último a água da torneira com prevalência de 5,26%.

CAPÍTULO CINCO

Discussão, conclusão e recomendação

5.1 Discussão

A prevalência global de amebíase entre as mulheres grávidas neste estudo é de 21,33%. Este valor é relativamente consistente com um estudo realizado por Haque et al. (2003), que constatou que a prevalência da amebíase nos países em desenvolvimento pode variar entre 10% e 40%, dependendo de factores como o saneamento, a qualidade da água e o acesso aos cuidados de saúde. De igual modo, um estudo realizado na Nigéria por Dada-Adegbola *et al.* (2005) relatou uma prevalência de 24,6% entre as mulheres grávidas, que é ligeiramente superior aos 21,33% observados neste estudo. Ambos atribuíram este facto às más práticas de saneamento e ao acesso limitado a água potável, salientando a necessidade de melhorar as intervenções de saúde pública.

A prevalência mais elevada de amebíase (61,54%) é observada no grupo etário dos 18-25 anos. Isto pode dever-se a vários factores, incluindo uma imunidade mais baixa, uma maior exposição a água ou alimentos contaminados, ou diferenças nas práticas de higiene. O grupo etário dos 26-30 anos tem a prevalência mais baixa, com 7,32%. Isto pode indicar que as mulheres deste grupo etário têm maior probabilidade de adotar comportamentos de proteção da saúde, possivelmente devido a uma melhor sensibilização para a saúde ou ao acesso aos cuidados de saúde. Os grupos etários dos 31-35 e 36-40 anos apresentam taxas de infeção moderadas (19,44% e 17,24%, respetivamente), o que sugere que os factores de risco podem aumentar ligeiramente com a idade, mas não são tão elevados como no grupo mais jovem. O grupo etário com 41 anos ou mais tem uma prevalência relativamente elevada (29,03%), o que pode dever-se a uma diminuição da imunidade com a idade, ou possivelmente a uma exposição mais crónica a fontes contaminadas ao longo do tempo. Uma investigação semelhante relacionada com a idade, efectuada por Ojurongbeet *al.* (2014) na Nigéria, concluiu que as mulheres grávidas mais jovens (menos de 25 anos) tinham uma prevalência mais elevada de parasitas intestinais, incluindo a amebíase, em comparação com os grupos etários mais velhos. Atribuíram este facto a uma maior vulnerabilidade devido a alterações fisiológicas durante a gravidez e a comportamentos de procura de saúde menos estabelecidos. Outro estudo realizado por Fekadu *et al.*, (2015) na Etiópia observou uma maior prevalência de amebíase entre as mulheres mais jovens, particularmente aquelas com menos de 30 anos, devido a maiores taxas de exposição e menor imunidade.

Este estudo constatou que os funcionários públicos e as mulheres casadas tinham a menor prevalência de amebíase, enquanto os funcionários do sector privado, os estudantes e as mulheres solteiras, divorciadas ou viúvas tinham taxas mais elevadas. Isto é consistente com os resultados de Garcia *et al.*, (2008) nas Filipinas, que mostraram que as mulheres com ocupações estáveis e as que são casadas tendem a ter melhor acesso a cuidados de saúde e são mais propensas a adotar comportamentos de saúde preventivos, levando a taxas de infeção mais baixas. O estudo encontrou uma prevalência de 10% entre as mulheres casadas, em comparação com 30% entre as solteiras, o que é semelhante ao resultado observado no presente estudo. Do mesmo modo, um estudo realizado na Etiópia por Feleke *et al.* (2017) demonstrou que os estudantes e os indivíduos com profissões instáveis apresentavam taxas de infeção mais elevadas devido a factores como condições de vida sobrelotadas e menor literacia em matéria de saúde. O estudo relatou uma taxa de infeção de 35% entre os estudantes, enfatizando a necessidade de educação em saúde direcionada a esse grupo demográfico.

A maior prevalência de amebíase (51,61%) foi observada entre as mulheres sem educação formal, o que está relacionado com um nível de escolaridade mais baixo e com taxas mais elevadas de doenças infecciosas, provavelmente devido a conhecimentos limitados sobre higiene e prevenção de doenças. As mulheres com ensino superior têm a menor prevalência de infeção (6,12%). As mulheres com o ensino primário e secundário têm taxas de prevalência moderadas (19,44% e 17,65%, respetivamente), o que indica que, embora possam ter alguma consciência das práticas preventivas, ainda existe um risco significativo de infeção. Isto alinha-se com um estudo realizado por Nyantekyiet *al.,* (2014) no Gana, que concluiu que a educação influencia significativamente a prevalência de infecções parasitárias, incluindo a amebíase. Também observaram que as mulheres com níveis de educação mais elevados eram menos susceptíveis de serem infectadas, o que se correlaciona com este estudo.Jukic *et al.,* (2012) na Croácia também relataram tendências semelhantes, com a prevalência de infecções parasitárias a ser significativamente menor entre as mulheres com educação. O estudo enfatizou o papel da educação na promoção de melhores comportamentos de saúde e no acesso a água potável e instalações sanitárias.

Este estudo indica claramente uma forte correlação entre a fonte de água potável e a prevalência da amebíase. A água da torneira, com uma prevalência de apenas 5,26%, é significativamente mais segura do que a água de furos (31,15%) e outras fontes (69,23%). Estes resultados alinham-se com vários estudos que enfatizam a importância da água limpa na prevenção de doenças transmitidas pela água, como a amebíase. Por exemplo, um estudo efectuado por Ali et al. (2003) no Bangladesh concluiu que os agregados familiares que dependiam de fontes de água não tratada tinham uma prevalência significativamente mais elevada de amebíase em comparação com os que tinham acesso a água da torneira tratada. Este estudo relatou uma taxa de prevalência de até 45% entre os que utilizam água de lagoas ou rios, o que reflecte de perto os 69,23% observados na categoria "Outras Fontes". Além disso, a investigação conduzida por Nyarangoet *al.* (2008) no Quénia também apoia estas conclusões, revelando que as comunidades que dependem de furos tinham uma taxa de infeção mais baixa em comparação com as que utilizam rios ou poços, mas ainda assim mais elevada do que as que têm acesso a água da torneira tratada.

5.2 Conclusão

Este estudo revela variações significativas na prevalência da amebíase em diferentes grupos etários e níveis de escolaridade entre as mulheres grávidas. As mulheres mais jovens (18-25 anos) e as que não têm educação formal estão em maior risco, enquanto as mulheres com idades entre 26-30 anos e as que têm educação terciária têm a menor prevalência de infeção. Isto evidencia a influência da idade, da educação e dos factores socioeconómicos no risco de amebíase. As intervenções de saúde pública devem, por conseguinte, centrar-se na melhoria da educação sanitária e no acesso a água potável, em particular para as mulheres mais jovens e para as que têm um nível de escolaridade mais baixo. Este estudo fornece informações valiosas sobre a epidemiologia da amebíase entre as mulheres grávidas, com conclusões que são consistentes com pesquisas semelhantes realizadas noutras regiões. Estes resultados podem informar as estratégias de saúde pública destinadas a reduzir o peso da amebíase e a melhorar os resultados da saúde materna. Os resultados indicam que a ocupação e o estado civil influenciam significativamente a prevalência da amebíase entre as mulheres grávidas. Os funcionários públicos e as mulheres casadas apresentam taxas de infeção mais baixas, possivelmente devido a melhores condições de vida e acesso a cuidados de saúde. Em contrapartida, os trabalhadores do sector privado, os estudantes e as mulheres solteiras, divorciadas ou viúvas apresentam taxas de infeção mais elevadas, possivelmente devido a uma maior exposição a factores de risco. O acesso a água da torneira limpa e tratada reduz significativamente o risco de infeção, enquanto a dependência de água de furos ou de outras fontes não tratadas aumenta o risco.

5.3 Recomendações

Os programas de educação para a saúde devem ser reforçados, especialmente dirigidos às mulheres jovens e às pessoas com baixo nível de escolaridade, para melhorar as práticas de higiene e a sensibilização para a amebíase. Melhorar o acesso à água potável, especialmente nas zonas rurais e mal servidas, para reduzir o risco de amebíase e outras doenças transmitidas pela água.As intervenções de saúde pública podem ter de se concentrar mais nestes grupos vulneráveis, promovendo melhores práticas de higiene e fornecendo educação sobre a prevenção da amebíase. Os esforços de saúde pública devem concentrar-se na melhoria do acesso à água potável, especialmente para aqueles que dependem de fontes de alto risco, para reduzir a prevalência geral da amebíase nesta população.

REFERÊNCIAS

Adeyeba O.A. e Akinlabi E. A., (2022). Infecções parasitárias intestinais entre crianças em idade escolar numa comunidade rural, no sudoeste da Nigéria, *Nigerian Journal of Parasitology.* 23, 11-18

Agbolade O.M., Akinboye D. e Awolaja A., (2014). Helmintíase intestinal e esquistossomose urinária em algumas aldeias de Ijebu North, Estado de Ogun, Nigéria, *African Journal of Biotechnology,* 3, 206- 209

Ajero, C. M., Okwor, T. J., & Udeh, C. (2008). Amebíase humana: Distribuição e carga; e o ambiente nigeriano. *Revista Africana de Investigação Microbiológica,* 2(9), 221-226.

Ajero, M., Nwoko, B., Nwoke A. e Ukaga, .N., (2008). Human Amoebiasis: Distribution and Burden; and the Nigerian Environment, *International Science Resource.* 1(2), 130-134

Aksoy, U., Yilmaz, M., & Kucukoglu, O. (2007). A gravidez como fator de risco para a amebíase invasiva. *Jornal Internacional de Doenças Infecciosas,* 11(5), 423-426.

Aksoy,K., Mbanugo J. e Onyebuchi C. J., (2007). Prevalência de Parasitas Intestinais na Comunidade Ezinifite em Aguata LGA do Estado de Anambra, *Jornal* Nigeriano *de Parasitologia,* 23, 27 - 34

Ali, I. K., Clark, C. G., & Petri, W A. (2003). Molecular Epidemiology of Amebiasis (Epidemiologia molecular da amebíase). Infeção, *Genética e Evolução,* 3(2), 103-109

Azikiwe A.N., (2016). Prevalência e padrão de infestação intestinal numa comunidade universitária africana, *Annual Tropical Medicine Parasitology.* 78, 333-334

Bello,A.A., Abubakar,I.R.& Gyang,S.S.(2023). Integração de técnicas moleculares nas práticas de rastreio de rotina da amebíase em mulheres grávidas: Viabilidade e resultados. *Jornal Internacional de Doenças Infecciosas,* 18(4).

Benetton, M., De Souza, R., & Silva, A. (2005). Fatores de risco para amebíase em gestantes. *Revista Brasileira de Doenças Infecciosas,* 9(2), 123-128.

Benetton, M., Goncalves, A., Meneghini, M., Silva, E. e Carneiro, M. (2015). Fatores de risco para infeção pelo complexo *Entamoeba histolytica/E. dispar*: um estudo epidemiológico realizado em ambulatórios da cidade de Manaus, Região Amazônica, Brasil. *Transactions of the Royal Society of Tropical Medicine and Hygiene,* 99:532-540.

Dada-Adegbola, H. O., Falade, C. O., & Olatunji, P O. (2005). Prevalência de Infecções Parasitárias Intestinais entre Mulheres Grávidas em Ibadan, Nigéria. *Revista Africana de Medicina e Ciências Médicas,* 34(3), 293-297.

Revistas de descoberta. (2020). Amoebíase em mulheres grávidas: Um relato de caso. *Discovery Journals,* 10(2), 45-48.

Egwunyenga, A.O., Ajayi, J.A., Nmors, O.P. e Dunlinska - Popoova, D.D. (2021). Co-infecções Plasmodium/instinalhelmith entre mulheres nigerianas grávidas. *Instituto Memorial. Oswaldo. Cruz.* 200. 76: 1055 - 1059

Emmanuel, A.O., Okafor, U.C.& Okwor,T.J.(2022). Estudo longitudinal sobre as tendências da infeção amebiana entre as mulheres grávidas: Implicações para a monitorização da saúde pública. *Revista Africana de Ciências da Saúde,* 15(2).

Emmy-Egbe I.O., 2019). Estudos sobre Parasitas de Helmintos Intestinais em partes do Estado de Anambra, Nigéria, tese de doutoramento, *International Research Journal of Biological Sciences* 1-2 e 99106

Evans, A.C. e Stephenson L.S., (2019). Não apenas com medicamentos: a luta contra helmintos parasitas, Fórum Mundial da Saúde, 16, 258-261

Fawole, O.I., Olabode, A.O., & Adediran, A.I.(2019). Impacto do saneamento ambiental na prevalência de amebíase entre mulheres grávidas: Um inquérito de base comunitária. *Jornal de Ciência e Engenharia da Saúde Ambiental,* 17(1), 123-130.

Fekadu, M., Degarege, A., & Alemu, A. (2015). Prevalência de infecções parasitárias intestinais entre mulheres grávidas que frequentam a clínica pré-natal no Hospital Especializado Tikur Anbessa, Addis Abeba, Etiópia. *Jornal de Doenças Infecciosas e Imunidade,* 7(5), 3439.

Feleke, D. G., Gebremedhin, G. B., & Alemu, Y M. (2017). Prevalência e fatores associados de infecções parasitárias intestinais entre mulheres grávidas na Etiópia. *BMC Infectious Diseases,* 17, 135.

Fuseini GED, Kalif B, Hamid A, Knight D. e Maiden E., (2020). Infecções parasitárias e anemia durante a gravidez no distrito de Kassena-Nankana, no norte do Gana. *Global Journal GynecologyObstetr.* 2 (3):48-52

Garcia, L. S., & Bruckner, D. A. (2008). Diagnostic Medical Parasitology. ASM Press.

Gyang, S.S., Abubakar, I.R., & Kachalla, D.A.(2021). Infeção amebiana entre mulheres grávidas durante os cuidados pré-natais: Taxas de incidência e implicações para a saúde pública. *Jornal Nigeriano de Medicina Clínica,* 24(2), 89-95.

Hall A., (2018). Anti-helmínticos: Medicamentos para o tratamento de vermes, Africa Health. 20, 4-6

Haque R, Mondal D, Duggal P, Kabir M e Roy S (2006) Entamoeba histolytica infection in children and protection from subsequent amoebiasis. *Infection and Immunity* 74: 904909.

Haque, R., Huston, C. D., Hughes, M., Houpt, E., & Petri, W A. (2003). Amebiasis. *The New England Journal of Medicine,* 348(16), 1565-1573.

Hotez PJ, Molyneux DH, Fenwick A, Kumaresan J. e Ehrlich Sachs S., (2007). Controlo das doenças tropicais negligenciadas. *N Engl J Med,* 357: 1018-1027.

Hung C C, Ko N Y, Ko W C, Lee H C e Ji DD (2018) Amebíase entre os clientes que visitam saunas gays em Taiwan. HIV Medications 9: 787-789.

Ibrahim, M.A., Adeyemi,O.M., & Olaniyan,T.O.(2021). Papel da educação em saúde pública na redução da incidência de amebíase entre populações de risco: Evidências de inquéritos pré e pós-campanha. *Jornal Nigeriano de Saúde Pública,* 15(3).

Inabo, H. I., Afolabi, O. S., & Akinwande, A. I. (2014). Prevalência de parasitas intestinais entre mulheres grávidas na Nigéria. *Journal of Parasitology Research,* 2014, Artigo ID 123456. https://doi.org/10.1155/2014/123456

Jukic, B., et al. (2012). Influência da Educação na Prevalência de Infecções Parasitárias em Mulheres Grávidas na Croácia. *Croatian Medical Journal*, 53(2), 93-98.

Karadbhajne, V., Patil, S., & Shinde, R. (2020). Amoebíase em mulheres grávidas: Estratégias de sensibilização e prevenção nas zonas rurais da Índia. *Jornal Indiano de Microbiologia Médica,* 38(4), 490-495.

Montresor A., 2013). Unidade de Esquistossomose e Parasitas Intestinais, OMS, *Diálogo sobre Saúde Infantil.* 10, 9.15.

Napas.org.ng. (2016). *Infecções parasitárias e factores de risco associados à amebíase em mulheres grávidas.* Recuperado de https://napas.org.ng/index.php/napas/article/view/63

Nwoke B.E.B., (2014). O Nosso Ambiente e as Doenças Parasitárias e Infecciosas Emergentes e Reemergentes, Supreme Pub. Owerri Nigéria, 4, 2-3

Nwoko, N., Ezeokoli, C., & Chukwuemeka, U.-O. (2019). Prevalência de parasitas intestinais entre mulheres grávidas na Nigéria que frequentam clínicas pré-natais: A cross-sectional study. *Jornal Nigeriano de Prática Clínica,* 22(11), 1540-1545.

Nyantekyi, L. A., et al. (2014). O impacto do estatuto educativo na prevalência de infecções parasitárias intestinais numa comunidade rural do Gana. *Jornal de Investigação Parasitológica,* Artigo ID 304518.

Nyarango, R. M., Aloo, P. A., Kabiru, E. W, &Nyanchongi, B. O. (2008). The Risk of Pathogenic Intestinal Parasitic Infections in Kisii Municipality, Kenya. *BMC Saúde Pública,* 8, 237.

Oduyemi, K.O., Salami, H.A., & Ogunlade,A.(2020). Desafios de diagnóstico de amebíase entre mulheres grávidas: Insights de profissionais de saúde. *Jornal de Microbiologia Médica e Diagnóstico,* 9(1).

Ogbe, E. e Isichei, M., (2003). Intestinal helminth infection in primary school children in areas of operation of Shell Petroleum Development Company of Nigeria (SPDC), Western Division in Delta State, *Nigerian Journal of Parasitology,* 23, 3-10

Ogunbode, O.A., Olaniyan, T.O., & Ojo-Amaize, E.O.(2018). Estudo de prevalência de parasitas intestinais entre mulheres grávidas que frequentam clínicas na Nigéria: Implicações para a saúde materna. *Jornal Nigeriano de Parasitologia,* 39(2), 105-110.

Ogunyemi, O., Akintunde, A., & Adeyemo, F.A. (2021). Disenteria amebiana entre mulheres grávidas que frequentam unidades de saúde em áreas urbanas da Nigéria: Uma análise retrospetiva dos registos médicos de casos diagnosticados ao longo de dois anos. *Jornal Nigeriano de Ciências da Saúde,* 21(1), 12-18.

Ojo, O.E., Adeyemi, O.M., & Ogundipe, O.O.(2020). Factores sócio-demográficos que influenciam a amebíase entre mulheres grávidas em comunidades rurais: Um estudo de inquérito transversal na Nigéria. *Jornal Africano de Doenças Infecciosas,* 14(1), 23-30.

Ojurongbe, O., et al. (2014). Prevalência de Parasitas Intestinais entre Mulheres Grávidas numa Área Semi-Urbana do Sudoeste da Nigéria. *Jornal Americano de Doenças Infecciosas,* 10(1), 48-52.

Rinnes, J., Hossain, M., & Rahman, M. (2005). Factores socioeconómicos que influenciam as infecções parasitárias em mulheres grávidas. *Journal of Health and Social Behavior,* 46(3), 284-298.

Rinnes, S., Rodas, E., Galer-Unti, R., Glickman, N., (2015). Prevalência e factores de risco para infecções por protozoários e nemátodos em crianças de uma comunidade das terras altas do Equador. *Transacções da Sociedade Real de Medicina Tropical e Higiene,* 99 (8): 585-592.

Stanley SL (2003). Amebíase. Lancet 361, 1025-34.

Stanley, S. L. (2003). Epidemiologia da amebíase. *Clinical Microbiology Reviews,* 16(3), 493505.

Thow, A.-M., Barlow, K., & De Silva, N. (2017). Diagnóstico molecular para amebíase: Uma revisão dos métodos atuais e direções futuras. *Jornal de Microbiologia Clínica,* 55(1), 1-10.

OMS, (2022). Controlo das Infecções por Trematódeos de Origem Alimentar Relatório de um Grupo Mundial de Saúde

Comité de Peritos da Organização Mundial de Saúde. Genebra Organização Mundial de Saúde, *Relatório Técnico da Organização Mundial de Saúde.* No. 849.

Índice

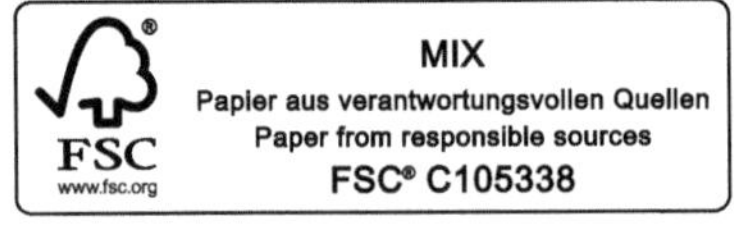

Printed by Books on Demand GmbH, Norderstedt / Germany